I0414183

Power Napping: jederzeit Mittagsschlaf Powerschlaf 30 Minuten

Praktiker-Version für Sofortschlaf via MP3-Download

Matthias Schwehm

ISBN-10: 1534729127
ISBN-13: 978-1534729124

Inhalt

Vorwort

Herzlichen Glückwunsch zum Erwerb dieses Multi-Media-Produktes, das in dieser Form noch ziemlich einzigartig ist. Das Herzstück, die Audio-Datei, wurde mittlerweile bereits mehrtausendfach heruntergeladen, und mir liegen viele begeisterte Anwender-Rückmeldungen vor. Vielleicht auch bald Ihre?

Damit Sie zur MP3-Audio-Datei gelangen ist einmalig eine kurze Registrierung erforderlich, die in wenigen Minuten abgeschlossen ist. Anschließend steht Ihrem jederzeitigen Powernapping - Mittagsschlaf - Powerschlaf nichts mehr im Wege. Der Registrierungsvorgang ist in einem eigenen Kapitel beschrieben. Bitte notieren Sie sich hierfür die am Ende der ersten vier Kapitel stehenden Zeichen, die einen insgesamt 13-stelligen Zugangscode ergeben.

Der intensiveren Wirkung halber werde ich Sie im Folgenden duzen, und hoffe, dass diese besondere Tiefe in Ihrem Sinn ist.

Teil 1 von 4 des Zugangscodes (3 Buchstaben): pow

Für eine intensivere Wirkung

Bekanntlich ist kein Mensch wie der andere. Erlaube dir deshalb, alles hier Gesagte sinngemäß frei zu variieren. Eine leichte oder auch eine größere Anpassung der nachfolgenden Hinweise gemäß deiner Impulse kann die Wirkung des Audios auf dich intensivieren. Auch deine Tagesform, die Umgebungsgeräusche, die Helligkeit etc. können die Wirkung beeinflussen und vielleicht teilweise ebenfalls von dir berücksichtigt oder in deinem Sinn verändert werden.

Wenn du deine Erfahrungen auf den dafür vorgesehenen Seiten notierst, wirst du schnell feststellen, wie du allmählich noch schneller und noch tiefer abtauchen kannst. Vermutlich nicht immer, aber sicher immer öfter. ;-)

Teil 2 von 4 des Zugangscodes (3 Buchstaben): ers

Anwendungshinweise

Mache es dir auf deine Weise bequem. Ob du dabei sitzt oder liegst kannst du ganz von deiner momentanen Befindlichkeit, den Möglichkeiten und von der beabsichtigten Tiefe abhängig machen.

Mit zunehmender Entspannung kühlt der Körper tendenziell aus. Je nach Umgebungstemperatur und Möglichkeit können dir eine angenehme Decke, ein Pulli oder vielleicht auch ein Kopfkissen gute Dienste leisten. Fühle dich frei, immer mal wieder eine etwas andere Umgebung, Haltung etc. bewusst herbeizuführen, um durch kontinuierliche Erfahrungsgewinne die Wirkung dieses Audios neu zu erfahren sowie zu intensivieren.

Auch wenn du mit keinem Anruf etc. rechnest, kann ein zeitiges Abstellen möglicher Störquellen deine Psyche zusätzlich entspannen. Jedes „Quäntchen" mehr an sicherer Ruhe kann dir zu einem Mehr an frischer Energie verhelfen. Speziell dann, wenn deine Zeit ein sehr knappes Gut ist.

Teil 3 von 4 des Zugangscodes (4 Buchstaben): chla

Powernapping – Abschrift des Audios

Du hast jetzt 30 Minuten für dich Zeit? Wunderbar. Lass einfach für diese 30 Minuten alles los.

Du weißt, dass du mit aufgeladenen Akkus wieder leistungsfähiger sein wirst. Lass einfach los.

Gedanken, die dich beschäftigen, kannst du beispielsweise mit einem magischen Stift auf eine schöne Wolke schreiben und ziehen lassen. Sollte dich etwas festhalten oder belasten kannst du dir vorstellen, dass du für wenige Minuten sozusagen unsichtbar und unberührbar für alles andere sein wirst.

Was dich festhält greift damit ins Leere, was auf deinen Schultern lastet fällt zu Boden. --- Automatisch --- Ganz von alleine --- Einfach loslassen --- deinen Körper atmen lassen --- Ja --- einfach wunderbar --- wunderbar einfach --- Lass auch deine Ohren ruhen --- dein Gehör ruhen --- deine Augen dürfen sich entspannen --- deine Augendeckel --- alle Muskeln in deinem Gesicht --- alles darf sich entspannen --- loslassen --- Jeder Muskel --- den du

gerade nicht brauchst --- darf sich vollständig entspannen --- so können sich deine Akkus gut laden --
- einfach --- deinen Körper --- atmen lassen --- neue
Kraft tanken lassen --- alles looooos lassen --- JETZT
--- ganz --- in dir ruhen --- vielleicht das Gefühl des
Schwebens haben --- in vollkommener Sicherheit --
- dich ganz geborgen fühlen --- getragen --- von
dem --- was alle trägt --- wie herrlich --- dieses Loslassen --- dieses Entspannen --- einfach so sein ---
vielleicht mit einem Lächeln auf den Lippen --- vielleicht mit einem Strahlen im Gesicht --- oder einem
inneren Lächeln --- ganz gleich.

Du gehörst dir --- dein Körper gehört dir --- deine
Energien gehören dir --- du darfst ganz und gar ---
in deinem Körper ruhen --- ausruhen --- ganz bei dir
sein --- ob du meine Stimme hörst --- oder deinen
Gedanken folgst --- oder ganz woanders bist --- alles gleich --- herrliche Entspannung --- einfach sein
--- du bist --- Ruhe --- Gelassenheit --- in einer Oase
--- der Entspannung --- Erfrischung --- vielleicht so-
gar --- ein wenig --- wie neu geboren --- einfach
ziehen lassen --- alles ziehen lassen --- du schaust
der Karawane nach --- die gelassen --- ihren Weg
geht --- entspannt --- wie im Traum --- oder --- ist es
--- JETZT --- eine Fata Morgana --- eine Luftspiege-
lung? --- ganz gleich --- Entspannung pur --- wie ein

Mini-Wellnessurlaub --- am sichersten Ort auf der ganzen Welt --- in deinem Körper --- kannst du ruhen --- kannst du dich ausruhen --- kannst du dich sicher fühlen --- können sich deine Zellen --- ganz von alleine --- mit frischer Energie versorgen --- und deine Akkus aufladen --- Entspannung tanken --- alles andere ziehen lassen --- gelassen --- einfach gehen lassen --- ziehen lassen --- los lassen.

So, und nun kommst du wieder in die Gegenwart zurück. Deine Akkus sind neu geladen, die Kraftwerke in deinen Zellen fahren wieder in die passende Höhe.

Spüre deine Energie - und du bist wieder voll und ganz im Hier und Jetzt - JETZT! Mit jeder Wiederholung dieser Powernap-Selbsthypnose wird dein Körper tendenziell noch tiefer und schneller eintauchen können in diese Tiefenerholung.

Viel Spaß dabei wünscht dir Matthias Schwehm.

Teil 4 von 4 des Zugangscodes (ein Buchstabe, zwei Zahlenziffern – wichtig!!!): f30

Registrierungsanleitung zwecks erstmaligem Zugang zur MP3-Datei

Am Ende eines jeden Kapitels findest du jeweils einen von insgesamt 4 Teilen des Zugangscodes. Alle 4 Teile zusammengenommen ergeben den Zugangscode, der dir den kostenlosen Zugang zur MP3-Datei sowohl in der Download- als auch in der Online-Variante ermöglicht.

Vermutlich wirst du dich fragen, warum ich das so kompliziert mache. Das hängt damit zusammen, dass je nach Internet-Verkaufsportal Teile dieser Publikation zwecks Vorschau in unterschiedlichen Längen dargestellt werden. Um den Code vor einer unbefugten Benutzung zu schützen habe ich ihn deshalb aufgeteilt. Entschuldige bitte den kleinen Mehraufwand für dich, der glücklicherweise jedoch nur für die allererste Nutzung anfällt.

Notiere dir am besten hier den Zugangscode (beachte bitte die Groß-/Kleinschreibung):

CODE (11 Ziffern): _ _ _ _ _ _ _ _ _ _ _ _ _ _ _ _ _ _ _

1. Gib nun bitte im Internet die URL www.1a.is/_ _ _ _ _ _ _ _ _ _ _ ein (mit ergänztem Code) und drücke die Eingabetaste. Damit gelangst du automatisch auf eine Seite, die mit „academy.intsel.de/…" beginnt.
2. Als Bestätigung dafür, dass alles korrekt ist, siehst du unmittelbar unter dem Bild den Schriftzug „100% Preisnachlass".
3. Scrolle auf dieser Seite ganz nach unten, und dann wieder ein klein wenig nach oben. Hier siehst du (angehakt): „Kurspreis auf Rechnung 100% Coupon Discount". Der Normalpreis ist durchgestrichen und durch „Gratis" ergänzt. Klicke hier auf den Button „Beitreten".
4. Registriere dich wie angegeben und klicke nun auf „Ok! Daten abschicken!".
5. Folge nun den Hinweisen. Guten Schlaf! :-)

Sollten irgendwelche Probleme auftauchen, schreibe mir bitte unter Angabe deines (registrierten) Namens, des Buchtitels und einer möglichst detaillierten Fehlerbeschreibung an matthiasschwehm@intsel.de Ich werde mich dann bei dir melden.

Ich weiß, dass die erstmalige Registrierung ein paar Schritte erfordert. Bedenke bitte, dass du mit einer prinzipiell unbegrenzten Download-Möglichkeit sowie der jederzeitigen Möglichkeit zum online anhören belohnt wirst.

Sollte ich in diesem Online-Multi-Media-Training zu einem späteren Zeitpunkt etwas ergänzen oder überarbeiten, steht es dir automatisch ab diesem Zeitpunkt über deine Online-Zugangsmöglichkeit zur Verfügung – garantiert ohne Mehrkosten. Wo gibt's denn so was? :-)

Erfahrungsjournal und Notizen

_____

_____

_____

_____

_____

_____

_____

_____

_____

_____

_____

_____

_____

Erfahrungsjournal und Notizen

_____

_____

_____

_____

_____

_____

_____

_____

_____

_____

_____

_____

_____

Erfahrungsjournal und Notizen

_____

_____

_____

_____

_____

_____

_____

_____

_____

_____

_____

_____

_____

Erfahrungsjournal und Notizen

_____

_____

_____

_____

_____

_____

_____

_____

_____

_____

_____

_____

_____

Erfahrungsjournal und Notizen

Erfahrungsjournal und Notizen

Erfahrungsjournal und Notizen

_____

_____

_____

_____

_____

_____

_____

_____

_____

_____

_____

_____

_____

_____

Erfahrungsjournal und Notizen

Über den Autor

Matthias Schwehm, geboren 1968 in Deutschland, studierte Informatik und Psychologie, arbeitete fünf Jahre lang selbstständig und konzernungebunden im Verkaufsaußendienst als Finanzdienstleister und gründete ein Fuhr- und Abbruchunternehmen, bevor er sich schließlich im Januar 1997 als Persönlichkeitstrainer mit der Spezialisierung "Selbstbewusstseinstraining" dauerhaft festlegte.

Nebenberuflich war er über zehn Jahre als Rettungssanitäter im Rettungsdienst tätig, leitete Erste-Hilfe-Kurse, eine Jugendgruppe und bildete auf Bundesebene Jugendleiter aus.

Durch den kontinuierlichen Ausbau seiner Internetpräsenzen z. B. unter www.intsel.de und durch die Entwicklung vieler unterschiedlicher Teilnehmerunterlagen für die von ihm angebotenen Trainings, Ausbildungen und Seminare entdeckte er seine Leidenschaft fürs Schreiben.

Persönliches

Bereits mit 15 Jahren begab Matthias Schwehm sich auf die Suche nach wirkungsvollen, das Selbstbewusstsein stärkende Techniken und Methoden, denn er erlebte sich selbst als unsicher und extrem gebremst. Zunächst griff er auf Bücher zurück, später auch auf Hörbücher und Persönlichkeitstrainings.

Mit 18 Jahren begann ihn die Idee zu faszinieren, durch das Verkaufen im Außendienst und dem damit verbundenen "Zwang", immer wieder mit fremden Menschen in Kontakt zu kommen, selbstbewusster zu werden. Sein großes Ziel war es, so selbstbewusst zu werden, um von der persönlichen Kaltakquise an der Haustür ("Klinkenputzen") leben zu können. Hierzu belegte er viele Verkaufs- und Motivationstrainings und nahm bei einigen Stars der Kaltakquise Maß.

Nachdem er auch dieses Ziel erreicht hatte, beschloss er, nie wieder aktiv verkaufen zu wollen. Er spürte, dass ihn der Außendienst-Verkauf zu viel Energie kostete und nicht mehr seiner Berufung entsprach. Seither gibt er wesentliche Teile seiner Erfahrungen in Form von Selbstbewusstseinstrainings in Kleingruppen, Selbstbewusstseinscoachings für Einzelpersonen sowie in Hörbüchern, E-Books und Print-Books an diesbezüglich interessierte und motivierte Menschen weiter. Inzwischen sind auch viele Videos von ihm zu den Themen Selbstbewusstsein-Stärken, Selbsthypnose und Existenzgründung auf YouTube zu sehen.

Impressum

Power Napping: jederzeit Mittagsschlaf Powerschlaf 30 Minuten

Autor: Matthias Schwehm
Retzendorf 5
D-91575 Windsbach
Tel. +49 (0) 9871 – 4449474
Matthias-schwehm@intsel.de
www.intsel.de

ISBN-10: 1534729127
ISBN-13: 978-1534729124

Wenn Ihnen diese Publikation gefallen hat, so empfehlen Sie sie bitte auch Ihren Freunden weiter. Bitte hinterlassen Sie eine Rezension auf dem Portal, über das Sie diese Publikation gekauft haben und/oder senden Sie eine solche gleich direkt an den Autor über die obenstehende Email-Adresse. Recht herzlichen Dank im Namen des Autors, der sich sehr darüber freuen wird.